BEI GRIN MACHT SICH IHR WISSEN BEZAHLT

- Wir veröffentlichen Ihre Hausarbeit,
  Bachelor- und Masterarbeit

- Ihr eigenes eBook und Buch -
  weltweit in allen wichtigen Shops

- Verdienen Sie an jedem Verkauf

Jetzt bei www.GRIN.com hochladen
und kostenlos publizieren

GRIN ☺

Innovative Versorgungsformen in Deutschland. Entscheidungsprozesse und Kreativitätstechniken

Julia Zakel

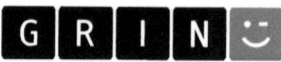

Bibliografische Information der Deutschen Nationalbibliothek:

Die Deutsche Nationalbibliothek verzeichnet diese Publikation in der Deutschen Nationalbibliografie; detaillierte bibliografische Daten sind im Internet über http://dnb.d-nb.de abrufbar.

ISBN: 9783346302656
Dieses Buch ist auch als E-Book erhältlich.

Druck und Bindung: Books on Demand GmbH, Norderstedt Germany
Gedruckt auf säurefreiem Papier aus verantwortungsvollen Quellen

Das vorliegende Werk wurde sorgfältig erarbeitet. Dennoch übernehmen Autoren und Verlag für die Richtigkeit von Angaben, Hinweisen, Links und Ratschlägen sowie eventuelle Druckfehler keine Haftung.

Das Buch bei GRIN: https://www.grin.com/document/960127

Deutsche Hochschule für
Prävention und Gesundheitsmanagement

Einsendeaufgabe

Fachmodul:	Gesundheitsmanagement III
Studiengang:	Master Prävention und Gesundheitsmanagement
Datum Präsenzphase:	21.-23.09.2020
Name, Vorname:	Zakel, Julia
Studienort:	**München**
Semester:	**2**

Inhaltsverzeichnis

1   Innovative Versorgungsformen

1.1   Zweck innovativer Versorgungsformen

Zunächst wird auf den Zweck innovativer Versorgungsformen im deutschen Gesundheitssystem eingegangen und erläutert, auf welchem zentralen Problem des deutschen Gesundheitswesens die Notwendigkeit innovativer Versorgungsformen basiert.

Dem deutschen Gesundheitswesen wird nachgesagt, dass es leistungsstark, jedoch nicht effizient sei, da der hohen Qualität der Leistungserbringung und dem uneingeschränkten Zugang zu medizinischer Versorgung sehr hohe Kosten gegenüberstehen. Vor allen Dingen im Bereich der sektoralen Versorgung zeigt sich ein enormes Optimierungspotential, sodass diesem Bereich eine viel diskutierte Reformbedürftigkeit zugeschrieben wird. Das zentrale Problem des deutschen Gesundheitswesens, auf welchem die Notwendigkeit innovativer Versorgungsformen basiert, ist die sektorale Fragmentierung. Diese Schnittstellen zwischen ambulantem Sektor, stationärem Sektor, Rehabilitation und Pflege kooperieren nur unzureichend miteinander und es herrscht kaum ein Informationsaustausch zwischen den Sektoren, sodass Behandlungsabläufe länger und letztendlich teurer werden durch beispielsweise teure Doppel- und Mehrfachuntersuchungen (Dietrich, 2019, S. 43). Aus diesem Grund nimmt die Behebung solcher Schnittstellenprobleme eine immer größere Relevanz für das deutsche Gesundheitssystem ein. Daher zielen alle künftigen gesundheitspolitischen Bemühungen auf eine Überwindung der fragmentierten Versorgungsstrukturen ab. Ziel ist es dabei, die Kosten für die Gesundheitsversorgung zu dämpfen und gleichzeitig eine weiterhin hochwertige Versorgungsqualität gewährleisten zu können, indem Ausgaben und Leistungen gesteuert und die Effektivität und Effizienz im Gesundheitswesen sichergestellt werden. Hierzu implizierte der Gesetzgeber Ende der 1990er Jahre Regelungen, die es Krankenkassen und anderen Leistungserbringern ermöglichte, in bestimmten Bereichen von der Regelversorgung abzuweichen und innovative Versorgungsformen zu implizieren, die zunächst unter dem Begriff „integrierte Versorgung" bezeichnet wurden. Damit nun eine qualitativ hochwertige Gesundheitsversorgung in Deutschland sichergestellt werden kann, wurden in den vergangenen Jahren von der Regelversorgung abweichende innovative Versorgungsformen im Sozialgesetzbuch Fünftes Buch (SGB V) zugelassen, wodurch neue Versorgungskonzepte, neue Organisationsformen, sowie neue Finanzierungsformen und Formen der Vertragsgestaltung mit Leistungserbringern genutzt werden können (Dietrich, 2019, S. 19). Dieser Ansatz dient primär dazu, die Gesundheitsversorgung dahingehend zu gestalten, die Leistungsanbieter besser miteinander zu verzahnen und die Kooperation und Kommunikation der Schnittstellen der einzelnen Sektoren untereinander zu optimieren. Durch den Ausbau innovativer Versorgungsformen soll zum einen der Patient besser in eine strukturierte Behandlungskette eingebunden werden und dadurch teure Doppel- und Mehrfachuntersuchungen vermieden werden. Außerdem sollen die Übergänge von stationärer in die ambulante oder rehabilitative Versorgung vereinfacht und die Dauer des stationären Aufenthalts verkürzt werden. Zudem sollen durch innovative Versorgungsformen dem Patienten standardisierte, den neuesten Erkenntnissen der Wissenschaft entsprechende Behandlungspläne zugeführt werden (Dietrich, 2019, S. 44). Abbildung 1 verdeutlicht die Überwindung von Sektorengrenzen.

Demzufolge verfolgen innovative Versorgungsformen den übergeordneten Zweck, die Leistungserbringung und Finanzierung in unterschiedlichem Ausmaß zusammenzufassen mit dem Ziel die Sektoren und Leistungserbringer im Sinne einer regionalen, Outcome-orientierten Gesundheitsversorgung zu integrieren, sowie deren Effizienz zu verbessern (Dietrich, 2019, S.46).

1.2 Entwicklungen im deutschen Gesundheitssystem

Im Folgenden werden weitere relevante Entwicklungen erläutert, die es notwendig machen, gegenwärtige Versorgungsstrukturen des deutschen Gesundheitssystems mit Hilfe innovativer Versorgungsformen anzupassen.

Demografische Entwicklung: Aufgrund der geringen Geburtenzahlen und der zunehmenden Lebenserwartung der Bevölkerung wird Deutschland zunehmend zu einer alternden Gesellschaft. Allerdings ist zwischen einem längeren Leben in Krankheit und Gesundheit zu unterscheiden. Vor diesem Hintergrund werden mit steigender Zahl älterer Bürgerinnen und Bürger der Bedarf an Gesundheits- und Pflegeleistungen wachsen, sodass die Ausgaben für Gesundheitsleistungen steigen werden. Somit wird der demografische Wandel in Deutschland direkten Einfluss auf die Gesundheitsversorgung in Deutschland nehmen (Dietrich, 2019, S. 15). Abbildung 2 veranschaulicht die demografische Entwicklung in Deutschland von 2000-2100.

Wandel des Krankheitsspektrums/Morbiditätsspektrums: Ein wesentlicher Aspekt, der mit der demografischen Entwicklung in Deutschland einhergeht, ist die Veränderung des Morbiditätsspektrums. Mit der demografischen Alterung der Gesellschaft verändert sich auch das Krankheitsspektrum, da die Zahlen chronischer Erkrankungen und mehrfach erkrankter Personen steigen wird. Daraus resultieren Veränderungen in der Inanspruchnahme der medizinischen Leistungen. Somit gewinnt die Wichtigkeit einer langfristig funktionierenden hausärztliche Primärversorgung mehr an Bedeutung. Daraus ergibts ich die Notwendigkeit durch tragfähige Konzepte wie innovativer Versorgungsformen diese Versorgungslast, bedingt durch chronische Erkrankungen und Multimorbidität bewältigen zu können (Dietrich, 2019, S. 27). Das führt dazu, dass der Fokus der Gesundheitsversorgung nicht mehr allein auf die Akutversorgung gelegt werden kann, sondern Versorgungsstrukturen geschaffen werden müssen, welche eine adäquate und effiziente Behandlung chronischer Erkrankungen ohne Versorgungsbrüche ermöglichen. Dabei ist eine gezielte Koordination der Versorgung durch die einzelnen Spezialisten von größter Bedeutung (Dietrich, 2019, S.15).

Medizinisch-technische Entwicklungen: Durch den medizinisch-technischen Fortschritt ergeben sich immer mehr Behandlungsmöglichkeiten, welche auch in den Versorgungs- und Organisationsstrukturen berücksichtigt werden müssen (Dietrich, 2019, S. 14-15). Die Gesundheitsausgaben in Deutschland sind in den vergangenen zwei Jahrzehnten stetig gestiegen. Der medizinisch-technische Fortschritt ist eine weitere Ursache der Ausgabensteigerung. Die Nachfrage nach neuen Innovationen hängt unter anderem von politischen Rahmenbedingungen, als auch von demografischen Veränderungen in der Gesellschaft ab (Bratan & Wydra, 2011). Demografische Entwicklung und medizinisch-technischer Fortschritt (MTF) hängen im Wesentlichen eng zusammen: so begünstigt ein zunehmender MTF die zunehmende Alterung der Bevölkerung durch moderne und innovative Behandlungsmöglichkeiten, wodurch wiederum die Höhe der Gesundheitsausgaben für das deutsche Gesundheitssystem steigen, aus denen heraus wiederum der MTF gefördert wird. Demnach hat der MTF Einfluss auf die Leistungsausgaben für das deutsche Gesundheitssystem und trägt im Wesentlichen zur Allgemeinen Kostenproblematik bei (Henke & Reimers, 2006, S. 12). Abbildung 3 verdeutlicht die Auswirkungen des medizinisch-technischen Fortschritts und der demografischen Entwicklung auf die Leistungsausgaben der GKV.

Finanzierungsproblematik/Kostenproblematik: Die Auswirkungen einer alternden Gesellschaft im Zusammenhang mit einem zunehmend medizinisch-technischen Fortschritt haben bislang zu einer wesentlichen Kostenproblematik für das deutsche Gesundheitssystem geführt, welche trotz vieler Reformbemühungen und Maßnahmen der Kostendämpfungspolitik bisweilen nicht gelöst werden konnte (Dietrich, 2019, S.15). Es scheint plausibel, dass zwischen einem Zusammenhang von Alter und Gesundheitsausgaben ausgegangen wird. Es lässt sich beobachten, dass zunehmend weniger Beitragszahler zur Verfügung stehen, die durchschnittlichen Leistungsausgaben pro Kopf anwachsen und die Lebenserwartung der Bevölkerung steigt. Demzufolge zeigt sich, dass bei Fortgelten des bisherigen Finanzierungssystems in der GKV schon allein aufgrund der demografischen Entwicklung von einer Beitragssatzsteigerung ausgegangen werden muss (Henke & Reimers, 2006, S. 10). Abbildung 4 veranschaulicht die Prognosen zum GKV-Beitragssatz. Eine steigende Diskrepanz zwischen Ausgaben und Einnahmen im Gesundheitswesen ergibt sich aus der Steigerung der Gesundheitsausgaben durch den demografischen Wandel und des MTF. „Folglich gilt es, die durch das GKV-Modernisierungsgesetz vom 1.1.2004 bereits ausgebauten Möglichkeiten der Integrierten Versorgung (§ 140a-e SGB V)28 vor allem hinsichtlich der zur Verfügung stehenden Mittel aus der Gesamtvergütung zu erweitern sowie die rechtlichen Voraussetzungen zur Integration von Versicherungs- und Leistungserbringungsfunktion zu schaffen." (Henke & Reimers, 2006, S. 16)

Ärztemangel: Allerdings lässt sich heute schon ein Mangel an Hausärzten vor allem in ländlichen Regionen, sowie ein Mangel an Fachärzten in Pflegeheimen verzeichnen, was besonders besorgniserregend ist, da die ambulante Behandlung an der Schnittstelle zwischen dem ambulanten und stationären Sektor den Schlüssel für eine effiziente Gesundheitsversorgung darstellt. (Dietrich, 2019, S. 29).

1.3 Handlungsformen innovativer Versorgung

Nachfolgend werden die im SGB V festgeschriebenen Handlungsformen innovativer Versorgung skizziert. Darüber hinaus wird ein selbstgewähltes Beispiel einer innovativen Versorgungsform im Sinne eines spezifischen Projekts ausführlich beschrieben, wobei insbesondere auf die Aspekte Finanzierung und Vergütung eingegangen wird.
Innovative Versorgungsformen stellen Vertrags-Konstrukte zwischen unterschiedlichen Leistungsanbietern und Kostenträgern dar. Mit dem Versorgungsstärkungsgesetz aus dem Jahr 2015, das eine Neustrukturierung der Handlungsformen vorsieht, werden folgende vier Handlungsformen vorgesehen:

Besondere Versorgung nach § 140a SGB V

Kennzeichnend für die Regelversorgung im deutschen Gesundheitswesen ist einerseits, dass bei der diagnostischen Neuaufnahme oft die bereits an anderer Stelle gewonnenen Untersuchungsergebnisse nicht berücksichtigt werden können und andererseits, dass zwischen den Leistungserbringern nur ein minimaler Informationsaustausch stattfindet. Somit kommt oft keine Kontinuität in der Behandlung von Patienten zustande. Damit nun Versorgungsbrüche durch einen mangelhaften Informationsaustausch verhindert werden können, ist eine bessere Integration unterschiedlicher Versorgungsbereiche notwendig.

Demnach soll unter der Besonderen Versorgung nach § 140a SGB V eine verbesserte sektorenübergreifende Versorgung über unterschiedliche medizinische Disziplinen hinweg möglich gemacht werden. Die Abbildung 5 veranschaulicht die Zusammenfassung der vormals bestehenden Versorgungsformen zur Besonderen Versorgung.

Wie aus Abbildung 5 zu entnehmen, stellt die Besondere Versorgung das Ergebnis der Zusammenfassung der vormals bestehenden Strukturen der Integrierten Versorgung, der Strukturverträge, sowie der Besonderen ambulanten ärztlichen Versorgung dar. Allerdings kann die Besondere Versorgung auch als weiterentwickelte Form der Integrierten Versorgung angesehen werden, da die Besondere Versorgung in wesentlichen Aspekten auf der Integrierten Versorgung aufbaut und der Großteil der entsprechenden Regelungen in die Besondere Versorgung übernommen wurde. Die entsprechenden Merkmale der bis 2015 bestehenden Integrierten Versorgung wurden zu großen Teilen in die Besondere Versorgung übernommen wurden (Dietrich, 2019, S. 52).

Modellvorhaben nach §§ 63-65 SGB V

Modellvorhaben können bereits seit 1997 zur Weiterentwicklung der Versorgung nach §63 SGB V von Krankenkassen und ihren Verbänden durchgeführt werden. Charakteristisch für Modellvorhaben ist die experimentelle Eigenschaft und sind maximal auf 8 Jahre befristet, müssen wissenschaftlich begleitet, ausgewertet und veröffentlicht werden. Seit dem 1. Juli 2008 wurden mit dem Pflege-Weiterentwicklungsgesetz auch Möglichkeiten der Erprobung zwischen ärztlichen und nichtärztlichen Gesundheitsberufen im Rahmen von Modellvorhaben zu erproben. Die Merkmale von Modellvorhaben sind nach §§ 63-65 SGB V festgelegt (Dietrich, 2019, S. 54-55).

Grundsätze der Modellvorhaben: Im Rahmen der gesetzlichen Aufgabenstellung zur Verbesserung der Qualität und der Wirtschaftlichkeit der Versorgung können Krankenkassen und ihre Verbände Modellvorhaben zur Weiterentwicklung der Verfahrens-, Organisations-, Finanzierungs-, Vergütungsformen der Leistungserbringung durchführen oder nach § 64 vereinbaren. Außerdem können Krankenkassen diese Modellvorhaben zu Leistungen zur Verhütung und Früherkennung von Krankheiten, sowie zur Krankenbehandlung durchführen oder nach § 64 vereinbaren (Dietrich, 2019, S. 55).

Hausarztverträge nach § 73b SGB V

Krankenkassen sind seit dem GKV- Wettbewerbsstärkungsgesetz aus dem Jahr 2007 dazu verpflichtet, den Versicherten eine hausarztzentrierte Versorgung anzubieten, indem die Kassen mit besonders qualifizierten Hausärzten entsprechende Verträge abschließen. In diesem Zusammenhang nehmen Hausärzte eine Art „Lotsenfunktion" oder auch Gatekeeper entlang der Versorgungskette ein. Versicherte verpflichten sich gegenüber der Krankenkasse für den Erstkontakt einen vorab ausgewählten teilnehmenden Hausarzt aufzusuchen, welcher entweder alle weiteren Behandlungsmaßnahmen nach dem Erstkontakt zum Patienten selbst erbringt, oder entsprechende Facharztbesuche und stationäre Aufenthalte koordiniert. Dadurch soll eine effiziente und qualitativ hochwertige Behandlung sichergestellt werden und überflüssige und unnötige teure Doppeluntersuchungen sollen vermieden werden (Dietrich, 2019, S. 56). Die Abbildung 6 veranschaulicht den Ablauf der Hausarztzentrierten Versorgung.

Medizinische Versorgungszentren nach § 95 SGB V

Als vierte und letzte Handlungsform innovativer Versorgungsformen sind die medizinischen Versorgungszentren (MVZ) zu nennen, welche Einrichtungen darstellen, in welchen Ärzte unterschiedlicher Spezialisierung unter einem Dach zusammenarbeiten. Nach § 95 Absatz 1 SGB V „sind medizinische Versorgungszentren „fachübergreifende ärztlich geleitete Einrichtungen", in denen Ärzte als Angestellte oder Vertragsärzte tätig sein können." (Dietrich, 2019, S. 58) Zur Gründung eines MVZ sind nur noch Vertragsärzte, Krankenhäuser, bestimmte Erbringer nichtärztlicher Dialyseleistungen, sowie bestimmte gemeinnützige Trägerorganisationen berechtigt, was mit dem GKV-Versorgungsstrukturgesetz ab 2012 geregelt wurde, um zu verhindern, dass medizinische Entscheidungen von Kapitalinteressen beeinflusst werden. Mit diesem Gesetz wurde es auch Kommunen möglich MVZ zu gründen, damit die medizinische Versorgung in der Region mitgestaltet werden kann. Zugelassen muss ein MVZ vom Zulassungsausschuss, die Leitung muss von einer Ärztin oder einem Arzt selbst erfolgen und es müssen Ärzte aus mindestens zwei verschiedenen Fachrichtungen zusammenarbeiten. Medizinische Ver-

sorgungszentren nehmen an der vertragsärztlichen Versorgung der gesetzlichen Krankenkassen teil, wie selbstständig niedergelassene Ärzte und sind somit denselben Auflagen
der Leistungserbringung unterworfen. Das besondere Merkmal von MVZ ist die Chance
einer patientenorientierten Behandlung entlang der gesamten ambulanten Wertschöp-
fungskette in einem Haus (Dietrich, 2019, S. 58).

Das Medizinische Zentrum Bonn – Friedensplatz als Beispiel einer innovativen Versorgungsform

Dr. med. Wolfgang Nagel ist Facharzt für Urologie im Medizinischen Zentrum Bonn-
Friedensplatz und einer von vier Ärzten, die das Zentrum betreiben. In diesem MVZ ar-
beiten Mediziner aus zehn verschiedenen Fachbereichen zusammen: Chirurgie, Derma-
tologie, Gynäkologie, Gefäßchirurgie, HNO, Innere Medizin, Neurologie, Physikali-
sche/Rehabilitative Medizin, Psychiatrie und Urologie. Diese Interdisziplinarität ist ge-
setzlich vorgeschrieben. Das Zentrum soll mit der Erweiterung durch die physiotherapeu-
tische Abteilung ausgebaut werden. Das Medizinische Versorgungszentrum Bonn beschäftigt derzeit rund 20 Ärztinnen und Ärzte, welche hier als Angestellte in einem großen Team zusammenarbeiten, auch wirtschaftlich. Hier geht es mehr um die Frage, wer
dem Patienten am besten helfen kann, nicht darum, wer die meisten Gewinne erzielt –
laut Wolfgang Nagel. Nicht nur die Förderung des kollegialen Austauschs untereinander
hätte das MVZ Bonn zum Erfolgsmodell gemacht, sondern auch die wirtschaftlichen Vorteile, die sich durch diese innovative Versorgungsform ergeben würden. Durch die ge-
meinsame Nutzung der Räumlichkeiten und Geräte durch die Ärzte, werden Kostenein-
sparungen erzielt und die Anschaffung modernster Technik kann gewährleistet werden,
was in einer Einzelpraxis zum Teil nicht umsetzbar ist. Was den Aufbau des MVZs anbelangt, liegen verwandte Fachrichtungen auf der gleichen Etage nahe zusammen, der
Raum für die urodynamischen Untersuchungen liegt zwischen Gynäkologie und Urologie. Ein spezielles Untersuchungsgerät wird von Ärzten drei verschiedener Fachrichtungen verwendet, was eine gute Organisation untereinander voraussetzt. Nicht nur Geräte,
sondern auch Räumlichkeiten für beispielsweise ambulante Operationen werden von den
verschiedenen Fachrichtungen gemeinsam genutzt. Für den Mediziner Wolfgang Nagel
gibt es viele Gründe in einem MVZ tätig zu sein: Durch die Zusammenarbeit im Team
fällt das Risiko einer Selbstständigkeit weg. Was die Arbeitszeiten für Ärzte anbelangt ist
es im MVZ Bonn sogar möglich einer Teilzeitbeschäftigung nachzugehen, was die Ver-
einbarung von Familie und Beruf für Ärzte erleichtert. Das MVZ Bonn genießt allgemein

durch den Status eines Akademischen Lehrzentrums und die Partnerschaft mit dem Bonner Universitätsklinikum einen sehr anerkannten Ruf. Eine Arbeit als angestellter Arzt in einem MVZ kann für viele Ärzte eine gute Alternative zur Einzelpraxis sein. Angestellte Ärzte können sich auf die reine ärztliche Tätigkeit konzentrieren und müssen sich nicht um die Abrechnung kümmern, sodass die anstehenden Verwaltungsaufgaben wegfallen. Darüber hinaus erhalten angestellte Ärzte ein festes Grundgehalt zuzüglich leistungsabhängiger Zusatzzahlungen. Die Abrechnung und Auszahlung des Honorars erfolgt über die Kassenärztlichen Vereinigungen (KVen) und die Trägerschaft dieses MVZ in Bonn übernimmt eine Gruppe von Medizinern.

Dieses von vielen Medizinischen Versorgungszentren stellt somit eine fachübergreifende, ärztlich geleitete Einrichtung dar, in der im Arztregister eingetragene Ärzte als Angestellte oder Vertragsärzte tätig sind. Durch diese strukturierte Zusammenarbeit mehrerer ärztlicher Fachgebiete kann eine patientenorientierte Versorgung aus einer Hand ermöglicht werden (Hibbeler, 2009).

Finanzierung: In einer innovativen Versorgungsform, wie dem Medizinischen Versorgungszentrum Bonn-Friedensplatz sind verschiedene Leistungserbringer Mitglied der vernetzten Gesundheitsstruktur. Im Zusammenhang mit der Finanzierung solcher Versorgungsformen fließen Finanzierungsströme von Kostenträger (Krankenkasse) zu Versorgungsorganisation (MVZ) und werden im Regelfall von hier aus an die verschiedenen Leistungserbringer im Rahmen der Vergütung weitergeleitet. Die wichtigste Form der Finanzierung sind wie im kollektivvertraglichen System die Beiträge durch Versicherte and die gesetzlichen Krankenversicherungen (Dietrich, 2019, S. 48). Die Finanzierung innovativer Versorgungsformen bezieht sich dabei auf interne und externe Kapitalaufbringung in der Gründungs- und Betriebsphase, wobei die externe Finanzierung durch staatliche oder private Zuschüsse erfolgen kann (Dietrich, 2019, S. 49). In der Abbildung 7 ist die Finanzierung und Vergütung innovativer Versorgungsformen abgebildet.

Vergütung: Von Vergütung spricht man im Zusammenhang mit der Honorierung der einzelnen internen und externen Leistungserbringern in Bezug auf die innovative Versorgungsform. Hierbei sind unterschiedliche Vergütungsformen mit verschiedenen Anreizstrukturen möglich: Fallpauschalen, Kopfpauschalen, Ergebnis- bzw. erfolgsorientierte Vergütung und Gewinnausschüttung (Dietrich, 2019, S. 49). Damit innerhalb eines Medizinischen Versorgungszentrum Leistungen zu Lasten der Gesetzlichen Krankenversicherung abgerechnet werden können, ist die Teilnahme an der vertragsärztlichen Versorgung Voraussetzung. MVZ finanzieren sich über die Leistungseinnahmen der angestellten Ärzte, somit ist eine Abrechnungsgenehmigung gegenüber der zuständigen Kassenärztlichen Vereinigung grundlegend. Alle Leistungen, die gemäß der geltenden Regelungen nach EBM und regionaler Honorarverteilung HVM von den Ärzten des Medizinischen Versorgungszentrums höchstpersönlich erbracht wurden, sind abrechnungsfähig, sowie Igel- und Privatleistungen. Im Bezug auf die Abrechnung gelten im MVZ alle Regeln für niedergelassene Ärzte analog. Demnach rechnet ein Medizinisches Versorgungszentrum wie eine fachübergreifende Gemeinschaftspraxis ab. Jeder Arzt, der im MVZ tätig ist, bekommt ein Regelleistungsvolumen RLV zugeteilt. Diese RLVs aller im MVZ tätigen Ärzte werden zusammengerechnet und bilden das Gesamtbudget für das Medizinische Versorgungszentrum. Als wesentliche Bezugsgröße für die Honorierung eines im MVZ tätigen Arztes ist der jeweilige medizinische Fall, von dessen konkreter Definition die Höhe des ärztlichen Honorars abhängt. Außerdem wird Medizinischen Versorgungszentren je nach Behandlungsfall ein Kooperationszuschlag gewährt, was durch die im Einheitlichen Bewertungsmaßstab vorgegebenen Grundstruktur der Honorierung festgelegt ist (Bundesverband Medizinische Versorgungszentren-Gesundheitszentren-Integrierte Versorgung e.V.).

1.4 Unsicherheiten bei der Einführung innovativer Versorgungsformen

Im Folgenden sollen Unsicherheiten und Problematiken in Bezug auf die Einführung innovativer Versorgungsformen im Gesundheitswesen erläutert werden.

Die Diffusion innovativer Versorgungsformen ist auch viele Jahre nach dem GKV-Modernisierungsgesetz GMG aus dem Jahr 2014 weiterhin gering und deren ökonomische Bedeutung marginal. Aufgrund der Tatsache, dass die Fallzahlen innovativer Versorgungsformen im deutschen Gesundheitswesen so gering ausfallen, kann demnach auch keine Grundlage für eine Evaluation bestehen. In Bezug auf die Integrierte Versorgung nach §§ 140a-d SGB V konstatierte der Sachverständigenrat in einem Sondergutachten im Jahr 2012 zur Begutachtung der Entwicklungen im Gesundheitswesen, dass unter den gegenwärtigen Bedingungen kein signifikantes Wachstum dieser Versorgungsform zu erwarten sei (Dietrich, 2019, S. 60). Mögliche Gründe für eine ausbleibende Diffusion innovativer Versorgungsformen werden im Anschluss erläutert:

Zielgruppe und Krankheitsbilder: Die meisten innovativen Versorgungsformen, speziell die integrierte Versorgung zielen auf bestimmte Krankheitsbilder und Patientengruppen ab. Aufgrund dieser Tatsache seien innovative Versorgungsformen und die Integrierte/Besondere Versorgung noch weit davon entfernt, die fragmentierte Regelversorgung abzulösen (Dietrich, 2019, S. 60). Hinzukommt, dass Patienten mit einem schlechteren Gesundheitszustand empfänglicher für eine bessere Qualität in der medizinischen Leistungserbringung in Bezug auf eine innovative / Integrierte Versorgungsform sind als Menschen, die wenig oder gar keine medizinischen Leistungen in Anspruch nehmen. Gesündere Menschen haben demnach auch keinen Grund sich mit den Angeboten einer Innovativen Versorgungsform auseinander zu setzen. Vor diesem Hintergrund wäre die Folge für Krankenkassen demnach tendenziell mehr kranke Patienten für ihre Selektivverträge anzuziehen, die wiederum mehr Kosten verursachen (Dietrich, 2019, S. 61).

Umsetzungsproblematik: Grundvoraussetzung für das anspruchsvolle Konstrukt einer Integrierten Versorgung ist das Erfordernis der Koordination und Kooperation zwischen zwei verschiedenen (Fach-)Ärzten. Demnach liegt die Konzentration bei der Realisierung der Versorgungsintegration bei den meisten innovativen Formen auf Hausärzte, Fachärzte, und Krankenhäuser und eine Umsetzung in der gesamten medizinischen Versorgung kann nur vereinzelt realisiert werden (Dietrich, 2019, S. 60). Zudem fehlen konkrete politische Zielvorgaben, um eine Überwindung der sektoralen Untergliederung zu erreichen (Dietrich, 2019, S. 61). Jedoch ist unter allen Anspruchsgruppen die Überwindung der fragmentierten Versorgung von besonderer Relevanz und gilt schon fast als selbstverständlich. Der Einsatz von neuen Informations- und Kommunikationstechnologien im Bereich des „E-Health" birgt ein enormes Potential im Bezug auf eine effiziente Versorgung im Gesundheitswesen (Dietrich, 2019, S. 62).

Finanzielle Aspekte: Für die Krankenkassen sind die langfristigen finanziellen Auswirkungen von Innovativen Versorgungsformen innerhalb bestehender Strukturen schwer abzubilden und vorherzusagen, was dazu führt, dass eine allgemeine Unsicherheit im Zusammenhang mit dem finanziellen Outcome besteht (Beitragssätze der Versicherten und Einnahmen). Zudem bleibt der Anreiz zur Teilnahme an Innovativen / Integrierten Versorgungsformen auf Seiten der Leistungserbringer aufgrund der hohen Vergütungen der Leistungserbringer in der Regelversorgung aus (Dietrich, 2019, S. 61).

Fehlende Kundenorientierung: Ein weiteres Problemfeld und eine viel zu wenig beachtete Unsicherheit in Bezug auf die Einführung innovativer Versorgungsformen ist die fehlende Kundenorientierung. Leider werden viele IVs ohne jegliche Berücksichtigung der Kunden, in diesem Fall der Versicherten gegründet. Jedoch ist die Berücksichtigung der Kundenwünsche in vielen Branchen ein absolutes Muss. Die Vorteile der verbesserten Koordination- und Kooperationsprozessen zwischen selbstständigen Versorgungseinheiten sollten für alle Versicherten offensichtlich sein und diese Vorteile sollten gegenüber den Kunden ausreichend kommuniziert werden. Um nun die Einschreibungen sowie die Akzeptanz innovativer Versorgungsformen unter den Versicherten beeinflussen zu können, wird ein qualifiziertes und kundenorientiertes Innovationsmanagement benötigt (Dietrich, 2019, S. 61-62).

2 Innovations-Entscheidungs-Prozess

2.1 Merkmale einer Innovation

Im Anschluss werden die wahrgenommenen Merkmale einer Innovation dargestellt, welche allgemein Einfluss auf die Akzeptanz- oder Ablehnungsentscheidung haben. Zudem soll beschrieben werden, an welcher Stelle des Innovations-Entscheidungs-Prozesses diese Merkmale ihren Einfluss ausüben. Es werden zwischen fünf verschiedenen innovationsbezogenen Einflussfaktoren in Bezug auf die Akzeptanz- oder Ablehnungsentscheidung unterschieden:

Relativer Vorteil: Darunter versteht man die wahrgenommenen Eigenschaften und Funktionen der Innovation. Auch ökonomische und soziale Aspekte wie Prestige oder das Preis-Leistungsverhältnis spielen in diesem Zusammenhang eine entscheidende Rolle (Dietrich, 2019, S. 100).

Kompatibilität: Die Kompatibilität beschreibt die Vereinbarkeit der Innovation mit den Bedürfnissen der Nutzer, vor allem geht es auch um die Vereinbarkeit mit Werten und bestehenden Produkten und Nutzungsgewohnheiten der Kunden (Dietrich, 2019, S. 100).

Komplexität: In diesem Zusammenhang geht es darum, welcher Schwierigkeitsgrad bei der Nutzung der Innovation für den Kunden wahrgenommen wird. Je komplexer die Innovation wahrgenommen wird, desto schwieriger ist es für den Nutzer deren Vorteile wahrzunehmen und für sich zu nutzen (Dietrich, 2019, S. 101).

Testbarkeit: Hier geht es um die Frage, ob die Innovation zuerst getestet werden kann und die Möglichkeit besteht, die Innovation auszuprobieren. Durch das Testen fällt dem Nutzer die Bewertung leichter, da er die Eigenschaften der Innovation dadurch selbst erfahren kann (Dietrich, 2019, S. 101).

Beobachtbarkeit: Die Beobachtbarkeit beschäftigt sich mit der Frage, ob die Eigenschaften der Innovation in der Öffentlichkeit beobachtbar bzw. sichtbar sind? Denn je höher die eigenen Informationskosten sind, desto schwerer gestaltet es sich für den Nutzer, die Vorteile der Innovation wahrzunehmen (Dietrich, 2019, S. 101).

Mit dem Innovations-Entscheidungs-Prozess oder auch Adoptionsprozess genannt, wird der Prozess beschrieben, der eine Person durchläuft und entweder zur Entscheidung für die Nutzung der Innovation oder eine Nicht-Nutzung führt. Dieser Prozess wird in 5 Teilphasen untergliedert. Die oben genannten 5 wahrgenommenen Innovationsmerkmale üben in Phase 2, der Phase der Meinungsbildung (persuasion) ihren Einfluss aus. In dieser für die Meinungsbildung entscheidende Phase entwickelt der Nutzer positive oder negative Meinungen gegenüber der Innovation. Dies geschieht auf Grundlage der kognitiven Verarbeitung detaillierter Informationen oder auf Grundlage eines Tests. Hierbei spielen die wahrgenommen Merkmale der Innovation (Relativer Vorteil, Kompatibilität, Komplexität, Testbarkeit und Beobachtbarkeit) eine entscheidende Rolle für den Nutzer, um Entscheidungen bezüglich der Nutzung oder Nicht-Nutzung der Innovation zu treffen (Dietrich, 2019, S. 100). In Abbildung 8 ist eine Darstellung des Innovations-Entscheidungs-Prozesses nach Rogers zu sehen.

2.2 Schwierigkeiten bei der Akzeptanz innovativer Versorgungsformen

Im Folgenden sollen Schwierigkeiten im Zusammenhang mit der Akzeptanz Innovativer Versorgungsformen in Form von Beispielen aufgezeigt werden. Die Erfolgsaussichten von Innovationen bei Markteinführung sind nicht selten sehr gering. Gründe hierfür können der zunehmende Innovations-Konkurrenzdruck sein, bereits gesättigte Märkte, sowie das rasante technologische Entwicklungstempo. Folgen von Innovations-Flops können Imageeinbußen und große Verluste finanzieller Art sein. Vor diesem Hintergrund ist es ratsam, vor Markteinführung den Innovationserfolg eines neuen Produkts oder einer Dienstleistung im Hinblick auf deren Marktanteile, Umsätze und Gewinne zu ermitteln. Entscheidend für den Innovationserfolg ist die Kundenakzeptanz. Kundenorientierung stellt somit einen wesentlichen Erfolgsfaktor in Bezug auf die Innovationsdurchsetzung dar (Dietrich, 2019, S. 98-100).

Die Fallzahlen, das bedeutet die Anzahl der Versicherten, welche sich in Innovative Versorgungsformen einschreiben ist sehr gering. Dieses Problem stellt einen Grund für die geringe Umsetzung Innovativer Versorgungsformen dar. Vor dem Hintergrund der dreiseitigen Freiwilligkeit steht es neben den Krankenversicherungen und den Leistungsanbietern auch den Versicherten frei, sich in innovativen Versorgungsformen einzuschreiben. Um nun die Fallzahlen (Quote der Einschreibungen in Innovative Versorgungsformen) und somit auch die Akzeptanz der Versicherten gegenüber IVs zu beeinflussen, werden nutzerorientierte Ansätze des Innovationsmanagements benötigt, das bedeutet Versicherte sollten als Experten in die Gestaltung innovativer Versorgungsformen mit einbezogen werden (Dietrich, 2019, S. 103).

Ein weiterer wichtiger Schritt zur Verbesserung der Nutzerorientierung und der damit einhergehenden Steigerung der Akzeptanz innovativer Versorgungsformen ist die Nutzung des Competitive Innovation Advantage CIA, welcher die wahrgenommene Vorteilhaftigkeit von Innovationen beschreibt. Dies ist vor allem vor dem Hintergrund wichtig, da Versicherte oftmals nicht wissen, welchen Vorteil sie als Nutzer einer Innovativen Versorgungsform haben. So müssten beispielsweise die qualitativen Potenziale einer integrierten Versorgung für die Behandlung von chronisch kranken Menschen in diesem Zusammenhang noch deutlicher kommuniziert werden. Außerdem sollte neben der Phase der Meinungsbildung im Zusammenhang mit der Adoptionsforschung auch die Phase der Kenntnisnahme eine Rolle für das Innovationsmanagement spielen, da potenzielle Mitglieder Innovativer Versorgungsformen schlichtweg nicht darüber informiert sind, Mitglied einer IV zu sein, was ein erster und wichtiger Ansatzpunkt für die Innovationsentwicklung darstellt (Dietrich, 2019, S. 104).

Zusammenfassend lässt sich sagen, dass es bereits Managementansätze zur Steigerung der Akzeptanz Innovativer Versorgungsformen im deutschen Gesundheitssystem gibt.

3 Kreativitätstechniken

3.1 Der „Morphologische Kasten"

Im Nachfolgenden wird die Methode des Morphologischen Kastens dargestellt und im Anschluss daran diskutiert, ob dieses Modell im Zusammenhang mit der Generierung kreativer Ideen im Bereich der Versorgungsentwicklung im Gesundheitswesen eine geeignete Methode darstellt. Die Generierung von kreativen Ideen ist ein Ergebnis vielfältiger Einflussfaktoren, welche notwendige, aber nicht hinreichende Bedingung zur Entwicklung von Innovationen sind. Man unterscheidet zwischen individuellen Kreativitätsleistungen und Gruppenleistungen. Durch spezifische Methoden-Variation ergibt sich die Nützlichkeit der gruppenbasierten Ideengenerierung. Man unterscheidet zwischen der Intuitiv-kreativen Methode und der Systematisch-analytischen Methode, zu der die Kreativitätstechniken der Bionik und der morphologische Kasten zählen. Mit der systematisch-analytischen Methode werden logische Denkprozesse unterstützt. Es werden Lösungsansätze durch Zerlegung, Kombination, Variation sowie analytische Weiterentwicklung bestehender Problemlösungen durch vertikales Denken erzielt (Dietrich, 2019, S. 84-85).

Definition Morphologischer Kasten: „Der Morphologische Kasten ist eine Kreativitätsmethode zur systematischen Analyse komplexer Aufgabenstellungen. Der betrachtete Gegenstand (z.B. Produkt, Problemstellung) wird strukturiert in seine Elemente / Parameter zerlegt, für die mögliche Varianten aufgelistet werden. Durch das vielfältige Kombinieren dieser Varianten können innovative, zielführende Ansätze identifiziert werden" (Windolph, 2016)

Zum Ablauf

1 Definition und Beschreibung des Problems: In diesem ersten Schritt geht es darum, welches spezifische Problem bearbeitet werden soll. Werden neue Ideen für ein neues Produkt benötigt, oder Ansätze für eine neue Strategie? In dieser Phase wird festgelegt, was mit der Methode erreicht werden soll.

2 Bestimmung der Parameter und deren Ausprägungen: In diesem weiteren Schritt wird nun überlegt, welche Parameter Einfluss auf das Problem ausüben. Oder anders ausgedrückt, welche Eigenschaften soll das neue Produkt besitzen, welche Teilprobleme sollen gelöst werden und welche Teilfunktionen könnte das Produkt haben. Das Problem soll durch die Parameter und Eigenschaften vollständig beschrieben werden.

3 Aufstellen des morphologischen Kastens und Sammeln von Ausprägungen: In diesem Schritt werden nun pro Parameter Ausprägungen gesammelt.

4 Kombinieren und Lösungsalternativen auswählen: Im letzten Schritt wird für jeden Parameter jede denkbare Ausprägung gesucht und in die Parameterzelle eingetragen. Hier werden neue Ideen generiert, indem durch die Kombination der einzelnen Ausprägungen jedes Parameters neue Lösungen synthetisiert werden. In Abbildung 9 wird beispielhaft eine Lösungskombination mit Hilfe des morphologischen Kastens abgebildet. In Abbildung 9 sind verschiedene Lösungskombinationen eines morphologischen Kastens dargestellt.

Vorteile des morphologischen Kastens: Diese Methode stellt ein systematisches Verfahren zur Generierung vieler, neuer und potenzieller Lösungen dar. Durch die Matrix kann eine übersichtliche Darstellung bei wenig komplexen Problemen gewährleistet werden und Interaktionseffekte sind möglich. Diese Methode ist individuell oder in Gruppen einsetzbar.

Nachteile des morphologischen Kastens: Das Strukturierte Vorgehen könnte die Intuition hemmen und bei komplexen Problemen unübersichtlich werden. Die Ergebnisse zeigen meist keine völlig neuen Lösungen auf und diese Kreativitätstechnik erweist sich als sehr zeitaufwändig.

Fazit: Die Kreativitätsmethode des morphologischen Kastens eignet sich dann, wenn keine grundlegend neuen Lösungsansätze benötigt werden, sondern bereits vorhandene Ansätze zu neuen Ergebnissen kombiniert werden sollen. Insofern ist diese Methode weniger geeignet, da mit der Generierung neuer und kreativer Ansätze für die Entwicklung innovativer Versorgungsformen im deutschen Gesundheitswesen neue Lösungsansätze entwickelt werden sollen, die sich von bereits bestehenden Strukturen der Regelversorgung im Gesundheitssystem abheben müssen.

3.2 Methode der Kreativitätstechnik

Unter diesem Punkt soll erläutert werden, welche alternative Kreativitätsmethode im Vergleich zur Methode des morphologischen Kastens in Bezug auf die Generierung kreativer Ideen für Probleme der Versorgungsentwicklung im Gesundheitswesen in Deutschland besser geeignet ist. Hierfür wird das entsprechende Modell im Folgenden knapp dargestellt und die Eignung begründet.

Synektik

Eine geeignete alternative Kreativitätsmethode stellt in diesem Zusammenhang die Methode der Synektik dar. Diese zählt zu den intuitiv-kreativen Methoden der Ideengenerierung, in der durch Assoziationen, Analogien und Abstraktionen Ideen gefördert werden (Dietrich, 2019, S. 85). Analogien verhelfen zu einer schrittweisen Verfremdung eines zu bearbeitenden Problems, wodurch ein sachlicher Abstand vom Problem und von bekannten Lösungen erreicht wird, was wiederum zu neuen Perspektiven und neuen Lösungsansätzen führt, indem zwei völlig voneinander unabhängige Denkebenen mit dieser Technik zusammengeführt werden. „Mache dir das fremde Vertraut und entfremde das Vertraute." (Atelier für Ideen). Aus diesem wesentlichen Prinzip der Synektik können neue und überraschende Lösungsansätze und Ideen entwickelt werden. Das Feld von Synektik beschäftigt sich im Grunde mit der detaillierten Analyse von komplexen Aufgabenstellungen, Produktneu- und Weiterentwicklungen, sowie die Überwindung eingefahrener Denkstrukturen (Atelier für Ideen).

Aufbau und Ablauf der Synektik: Zunächst findet die allgemeine Problemverfremdung durch beispielsweise Analogien aus der Natur, persönlichem Umfeld, Technik oder Geschichte etc. statt. Im Anschluss daran werden innerhalb einer Diskussion die gebildeten Analogien weiterentwickelt. Im nächsten Schritt werden nun die fremden Analogien mit dem gestellten Problem rückübertragen und auf neue Lösungsansätze hin geprüft. Im letzten Schritt werden Lösungsansätze entwickelt.

Vorteile: Durch diese Kreativitätstechnik können qualitativ höherwertige Lösungen zusammengetragen werden, indem laterale und horizontale Denkstrukturen angesprochen werden.

Nachteile: Es kann zu weniger Lösungsideen kommen. Das Konstrukt ist sehr zeitaufwändig. Es liegt ein schwer zu akzeptierendes Verfremdungs-Prinzip vor und die Konditionierungen bezüglich der Sachverhalte könne nur schwer abgelegt werden.

Fazit: Durch die Kreativitätstechnik der Synektik können im Vergleich zum morphologischen Kasten laterale und horizontale Denkstrukturen angesprochen werden. Laterales Denken ist dann von Bedeutung, wenn es darum geht, unkonventionelle oder innovative Lösungswege für Probleme und Herausforderungen zu finden (Atelier für Ideen). Aus diesem Grund stellt die Synektik eine bessere Alternative zur Generierung von kreativen Ideen im Bereich der Versorgungsentwicklung im deutschen Gesundheitswesen dar, da durch das Prinzip der Verfremdung eine neue Herangehensweise der Ideengenerierung erzielt werden kann, die sich von alten Strukturen löst und Raum zur Schaffung neuer und innovativer Lösungsansätze bietet.

4 E-Health

4.1 Ziele der Telemedizin

Der Bereich E-Health lässt sich in drei unterschiedliche Einsatzbereiche untergliedern. Die übergeordnete Makroebene, die Konsumentenebene, sowie die professionelle Ebene mit Anwendungen im ersten Gesundheitsmarkt, zu welcher die Telemedizin zuzuordnen ist (Dietrich, 2019, S. 109). Auf der professionellen Ebene umfasst der Bereich E-Health digitale Gesundheitsangebote, welcher den ältesten Bereich von E-Health durch die Nutzung von Informations- und Kommunikationstechnologien darstellt. Heute werden bereits von praktisch allen Apotheken und Kliniken Informationstechnologien zur Datenspeicherung, -archivierung, Abrechnung und Organisationsplanung genutzt. Alle Anwendung bezüglich der Kommunikation zwischen Ärzten und Patienten unter Überbrückung einer räumlichen oder auch zeitlichen Distanz werden unter dem Begriff Telemedizin zusammengefasst (Dietrich, 2019, S. 115-116). Telemedizin wird daher bei präventiven, therapeutischen und diagnostischen Maßnahmen, sowie bei der Betreuung und Weiterbehandlung von Patienten eingesetzt und soll notwendige medizinische Interventionen frühzeitig ermöglichen (GKV-Spitzenverband, 2016). Im Folgenden werden zentrale Ziele der Telemedizin vorgestellt.

Versorgungsqualität verbessern: Allen Patienten soll durch den vermehrten Einsatz der Telemedizin eine medizinische Versorgung garantiert werden, die flexibel zugänglich, auf die individuellen Bedürfnisse der Patienten abgestimmt ist und verschiedene Behandlungsschritte miteinander vernetzt (Mczaplik, 2019).

Haus- und Fachärztemangel entgegenwirken: Vielen Ärzten fehlt die Zeit für Hausbesuche und die Praxen sind oftmals überfüllt. Durch den Einsatz moderner Telekonsultation hat der Arzt die Möglichkeit flexibel mit dem Patienten zu kommunizieren, ohne die Praxis verlassen zu müssen (Mczaplik, 2019).

Zugang zu Gesundheitsleistungen erleichtern: Besonders Patienten in ländlichen Regionen müssen häufig weite Wege bis zur nächsten Arztpraxis auf sich nehmen, was besonders für Ältere Menschen mit großen Anstrengungen verbunden ist. Diese Patienten können durch den Einsatz von Telemedizin ihren Arzt trotz Entfernung schnell erreichen. Unterstützung von Pflegekräften: Der Pflegekräfte-Mangel stellt auch vor dem Hintergrund des demografischen Wandels der Gesellschaft ein Problem dar und wird sich weiter verschärfen. Durch den Einsatz von Telemedizin können unnötige Krankenhaus-Einweisungen von pflegebedürftigen Menschen reduziert werden, in dem der Hausarzt flexibel konsultiert werden kann, was das Pflegekräfte-Personal entlastet und ihnen durch fachärztliche Unterstützung Sicherheit bietet (Mczaplik, 2019).

Austausch zwischen Ärzten intensivieren: Falls sich ein Mediziner eine Zweitmeinung einholen möchte, kann er sich durch Videoübertragung zu einem Kollegen zuschalten. Durch den Einsatz von Telemedizin können auch relevante Patientenwerte oder Röntgenbilder der Patienten an Ärzte verschickt werden (Mczaplik, 2019).

Moderne und flexible Behandlungsmöglichkeiten: Telemedizin bietet Flexibilität in der medizinischen Versorgung, durch flexibles Konsultieren eines Arztes, ohne den Alltag auf den Besuch einer Arztpraxis abstimmen zu müssen (Mczaplik, 2019).

Ressourcen wirtschaftlich nutzen: Aufwendige Ausdrucke, zeit- und kostenaufwändige Telefonate oder Faxe können auch die telemedizinische Vernetzung wegfallen. Außerdem können Fachärzte aus der Ferne hinzugezogen werden, so stehen auch kleineren Krankenhäusern eine fachliche Expertise zur Verfügung, wodurch die Kosten innerhalb gesundheitlicher Einrichtungen reduziert werden können (Mczaplik, 2019). Abbildung 10 veranschaulicht eine beispielhafte Darstellung einer Anwendung im Bereich der Telemedizin

„Die Telemedizin ist eine gute Möglichkeit, dass wir Wissen in der Medizin vernetzen – räumlich, aber auch sektorenübergreifend." (Laumann, 2018).

4.2 Mehrwerte der Telemedizin für Hauptakteure im Gesundheitswesen

Im Anschluss sollen Mehrwerte der Telemedizin für die drei Hauptakteure im Gesundheitswesen dargestellt werden.

Nutzer: Der Patient hat durch den Einsatz moderner Telemedizin die Möglichkeit auch über eine größere Entfernung hinweg mit seinem Arzt in Verbindung zu bleiben. Das ist besonders für Patienten im ländlichen Raum wichtig, die durch den Ärztemangel erschwerten Zugang zu einer medizinischen Versorgung haben und lange, zeitaufwändige Anfahrtswege auf sich nehmen müssten, um eine Arztpraxis aufzusuchen. So kann auch in strukturschwachen Gebieten die Gesundheitsversorgung der Patienten durch den Einsatz von Telemedizin ermöglicht werden. Ein weiterer Mehrwert, den die Telemedizin für die Nutzer bietet, ist eine schnelle Diagnose zu erhalten oder auch während einer laufenden Therapie über eine räumliche Distanz von dem Arzt betreut zu werden.

Leistungserbringer: Telemedizinische Strukturen schaffen auch für Leistungserbringer und Ärzte einen Mehrwert. Auch für Mediziner wird die Kommunikation zwischen Arzt und Patient durch den Einsatz von Telemedizin über eine räumliche Entfernung hinweg erleichtert. Ärzte können durch den Einsatz von modernsten Telemonitoring-Verfahren eine intensivierte Überwachung von Vitalparametern der Patienten (Blutdruck) gewährleisten. Dadurch kann die Steigerung der Behandlungskompetenz von Seiten der Ärzte gewährleistet werden (Dietrich, 2019, S. 116). Außerdem kann eine verbesserte und erleichterte Kommunikation zwischen den einzelnen Leistungserbringern durch Telemedizin erzielt werden, beispielsweise durch den Gebrauch des elektronischen Arztbriefes (GKV-Spitzenverband, 2016).

Leistungsfinanzierer: Auch die gesetzlichen Krankenkassen haben Interesse daran, Versorgungs- und Kommunikationsprozesse an sich ändernde technologische Entwicklungen und Bedürfnisse der Versicherten anzupassen. Durch den Einsatz moderner elektronischer Kommunikation können Effizienzreserven gehoben werden, welche es in eine gute und innovative Versorgung und medizinische Behandlung zu investieren gilt. Die gesetzlichen Krankenkassen stehen dem Einsatz der Telemedizin aufgeschlossen gegenüber, da diese Chancen zur Verbesserung der Versorgung der GKV- Versicherten, sowie der Wirtschaftlichkeit im Gesundheitswesen bietet. Krankenkassen beteiligen sich zunehmend an Telemedizinprojekten oder aber unterstützen diese in Form von Selektivverträgen, um Kommunikations- und Versorgungsprozesse zu optimieren. In diesem Zusammenhang spielen eine verbesserte Prozessoptimierung und Wirtschaftlichkeit für die Krankenkassen eine entscheidende Rolle (GKV-Spitzenverband, 2016).

4.3 Herausforderungen bei der Umsetzung von Telemedizin

Zuletzt werden die Herausforderungen bei der Umsetzung von Telemedizin erläutert.

Datenschutz und Datensicherheit: Hinsichtlich des Einsatzes von E-Health und der Telemedizin besteht die allgemeine Sorge vor unbefugtem Zugriff auf Patientendaten und deren missbräuchlicher Nutzung. So können beispielsweise Daten von Tätern verkauft oder Kliniken und Ärzte erpresst werden. Auch deutsche Krankenhäuser wurden Opfer von mutmaßlichen Hackerangriffen. So wurden laut Landeskriminalamt in Nordrhein-Westfalen Kliniken nach Nutzung von Schadsoftware erpresst (Dietrich, 2019, S. 117). Somit muss beim Start eines neuen Telemedizinprojekts ein hohes Datenschutzniveau eingehalten werden. Andererseits erhält das Projekt keine Zulassung (Bundesregierung, 2014).

Kosten: Durch schlanke und transparente Prozesse der Telemedizin sollen Kostensenkungen erreicht werden. Allerdings hängt die Akzeptanz und die Nutzung entsprechender Technologien von den Leistungserbringer ab. Die Usability solcher Technologien muss gewährleistet sein, um die Nutzung von E-Health Lösungen attraktiv zu machen. Wird der Aspekt der Usability verfehlt, das bedeutet werden bei der Entwicklung von E-Health-Lösungen die Bedürfnisse und Kompetenzen der Nutzer nicht mit einbezogen, könnten unter anderem teure Fehlinvestitionen entstehen und das Ziel sicherer Behandlungsabläufe verfehlt werden (Dietrich, 2019, S. 116-117).

Gestaltung der Arzt-Patient-Beziehung: Es könnte zu einer Verschlechterung der Arzt-Patient-Beziehung durch den Einsatz moderner telemedizinischen Technologien kommen, auch vor dem Hintergrund der Omnipräsenz des Computers. Dadurch würden die Konsultationszeiten beim Arzt kürzer werden und dieser neben dem Patienten auch mit dem Computer beschäftigt sei. Außerdem würden die vielen vorhandenen Informationen zu einer Überforderung von Arzt und Patient beitragen (Dietrich, 2019, S. 117). Zudem darf die Telemedizin keinen Arzt ersetzen. Ärzte sollen weiterhin zentrale Ansprechpartner für Patienten bleiben und Telemedizin nur ergänzend zwischen dem heute gewohnten Kontakt zwischen Arzt und Patient existieren soll (Bundesregierung, 2014).

Veraltete Infrastruktur: Zum Teil sind die Computersysteme in Kliniken und Arztpraxen sehr veraltet und demnach auch schlecht gegen An- und Eingriffe von außen geschützt. Die Aktualisierung der veralteten Computersysteme ist aufgrund der bestehenden Probleme und Anfälligkeiten im Zusammenhang mit dem Datenschutz erforderlich, was allerdings im Umkehrschluss einen hohen Kosten- und Zeitaufwand mit sich bringt (Datenschutz, 2020).

5 Literaturverzeichnis

Dietrich, M. (2019). *Studienbrief Gesundheitsmanagement 3 – Innovative und integrierte Versorgungsformen im Gesundheitswesen* (rev.22.025.000). Saarbrücken: Deutsche Hochschule für Prävention und Gesundheitsmanagement.

Bratan, T. & Wydra, S. (2011*). Technischer Fortschritt im Gesundheitswesen: Quelle für Kostensteigerung oder Chance für Kostensenkung?* Zugriff am 13.10.2020. Verfügbar unter https://www.tab-beim-bundestag.de/de/untersuchungen/uI0024.html

Henke, K. & Reimers, L. (2006). *Zum Einfluss von Demographie und medizinisch-Technischem Fortschritt auf die Gesundheitsausgaben.* Zugriff am 13.10.2020. Verfügbar unter https://www.ige.tu-berlin.de/fileadmin/fg176/IGE_Printreihe/2006-01.pdf

Hibbeler, B. (2009). *Medizinische Versorgungszentren: Alles unter einem Dach.* Zugriff Am 13.10.2020. Verfügbar unter https://www.aerzteblatt.de/archiv/80099/Medizinische-Versorgungszentren-Alles-unter-einem-Dach

Bundesverband Medizinische Versorgungszentren-Gesundheitszentren-Integrierte Versorgung e.V. BMVZ. *Abrechnung im MVZ: Grundbegriffe des Honorarsystems.* Zugriff am 14.10.2020. Verfügbar unter: https://www.bmvz.de/wissenswertes/mvz-information/grundbegriffe-honorarsystem/

Windolph, A. (2016). *Morphologischer Kasten.* Zugriff am 18.10.2020. Verfügbar unter https://www.projektmagazin.de/methoden/morphologischer-kasten

textwelt. *Wie kann ich mit TikZ die Lösungsvarianten im morphologischen Kasten zeichnen?* Zugriff am 18.10.2020. Verfügbar unter https://texwelt.de/fragen/9954/wie-kann-ich-mit-tikz-die-losungsvarianten-im-morphologischen-kasten-zeichnen

Atelier für Ideen. *Synektik.* Zugriff am 18.10.2020. Verfügbar unter https://www.ideenfindung.de/Synektik-Kreativit%C3%A4tstechnik-Brainstorming-Ideenfindung.html

GKV-Spitzenverband. (2016). *Telemedizin in der Vertragsärztlichen Versorgung.* Zugriff am 19.10.2020. Verfügbar unter https://www.gkv-spitzenverband.de/media/dokumente/presse/publikationen/Positionspapier_Telemedizin_03-2016.pdf

Mczaplik. (2019). *Telemedizin – konkrete Ziele und welchen Nutzen sie bietet.* Zugriff am 19.10.2020. Verfügbar unter https://docsinclouds.com/telemedizin-konkrete-ziele-und-welchen-nutzen-sie-bietet/

Laumann, K. (2018). *Telemedizin – konkrete Ziele und welchen Nutzen sie bietet.* Zugriff am 19.10.2020. Verfügbar unter https://docsinclouds.com/telemedizin-konkrete-ziele-und-welchen-nutzen-sie-bietet/

Bundesregierung. (2014). *Ein direkter Draht zum Arzt.* Zugriff am 19.10.2020. Verfügbar unter https://www.bundesregierung.de/breg-de/aktuelles/ein-direkter-draht-zum-arzt-474400

Datenschutz. (2020). *Telemedizin: Besondere Herausforderung für den Datenschutz.* Zugriff am 19.10.2020. Verfügbar unter https://www.datenschutz.org/telemedizin/

6   Abbildungsverzeichnis

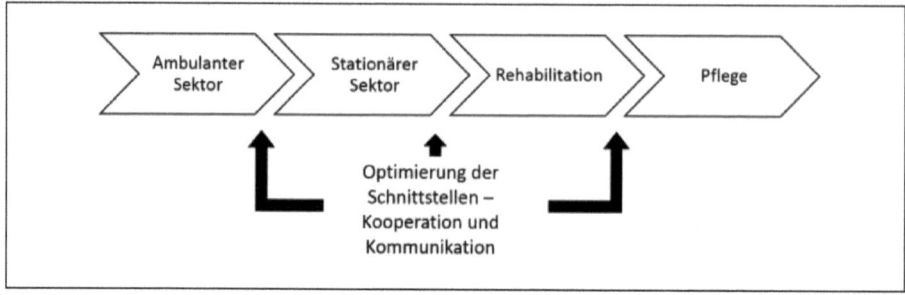

Abbildung 1: Überwindung von Sektorengrenzen (Dietrich, 2019, S. 44)

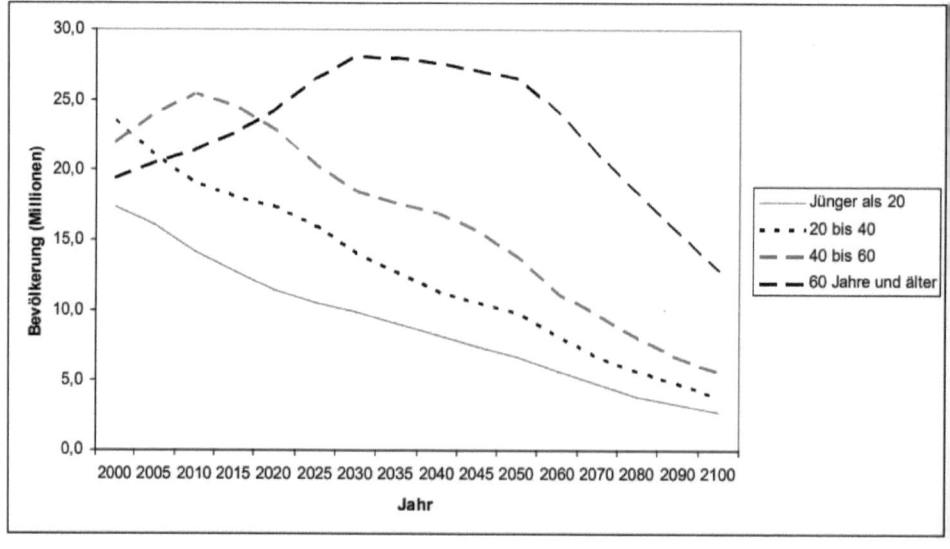

Abbildung 2: Die demografische Entwicklung in Deutschland von 2000-2100 (Henke & Reimers, 2006, S. 12).

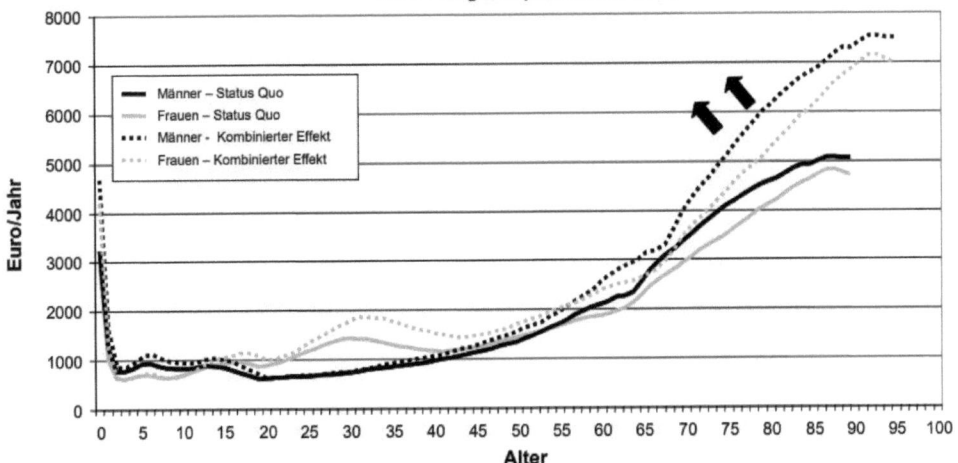

Abbildung 3: Auswirkungen des medizinisch-technischen Fortschritts und der demografischen Entwicklung auf die Leistungsausgaben der GKV (Henke & Reimers, 2006, S. 12).

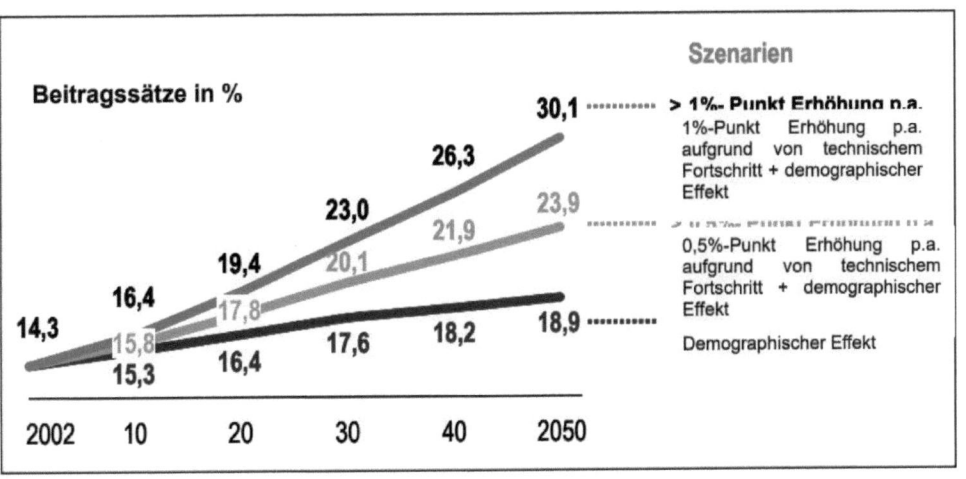

Abbildung 4: Prognose des GKV-Beitragssatzes (Henke & Reimers, 2006, S. 11)

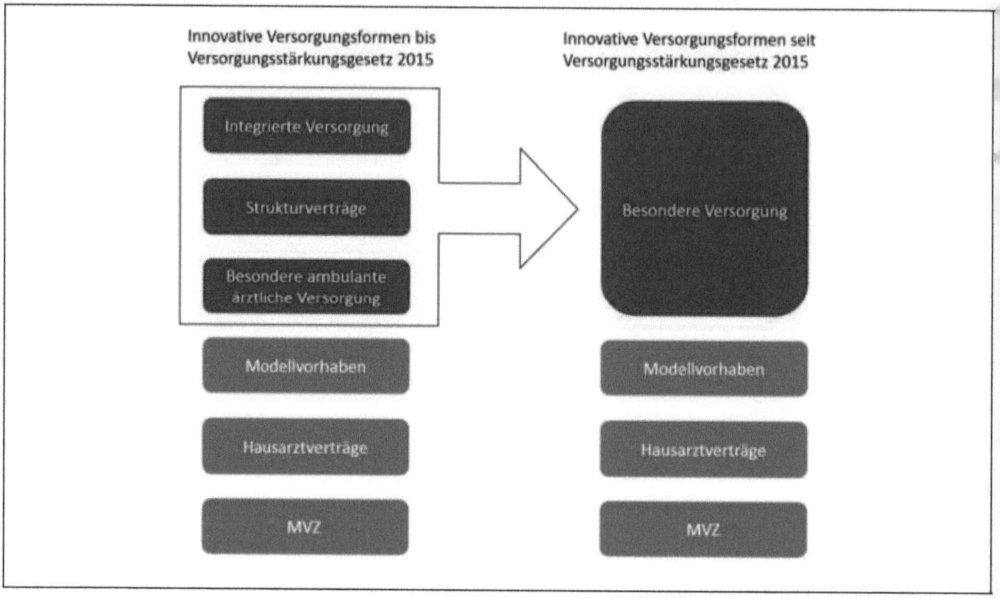

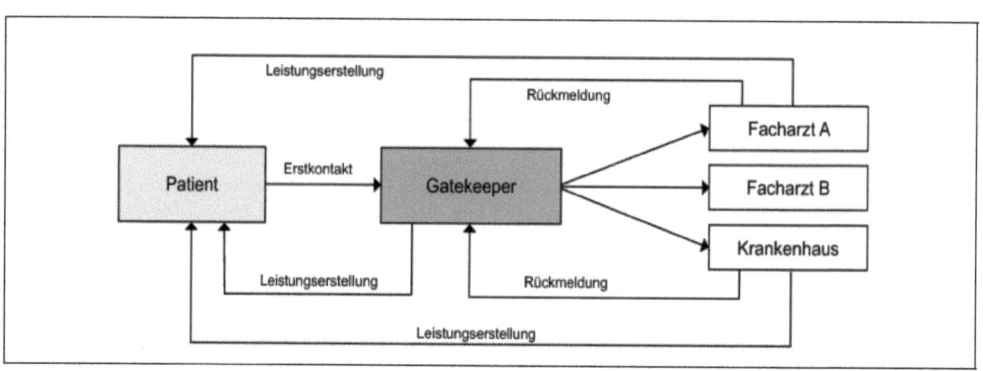

Abbildung 5: Zusammenfassung der vormals bestehenden Versorgungsformen zur Besonderen Versorgung (Dietrich, 2019, S. 51)

Abbildung 6: Ablauf der Hausarztzentrierten Versorgung (Dietrich, 2019, S. 57)

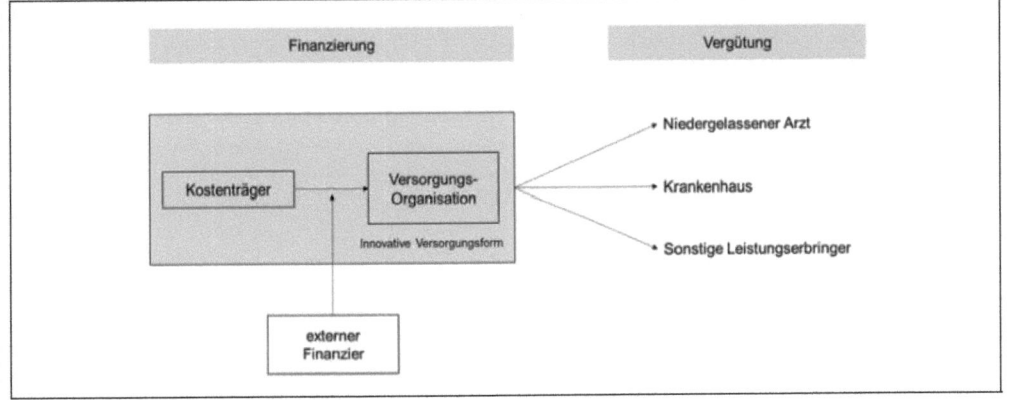

Abbildung 7: Finanzierung und Vergütung innovativer Versorgungsformen (Dietrich, 2019, S. 49).

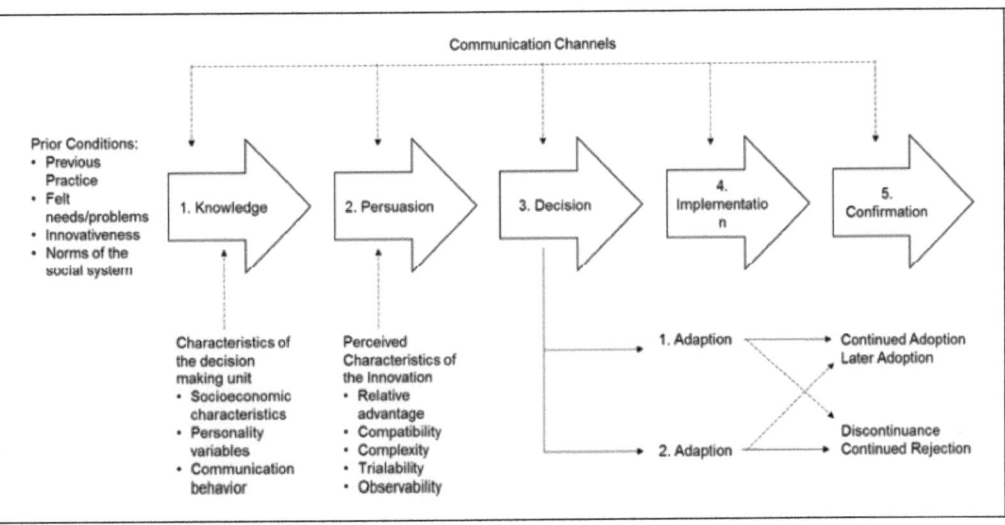

Abbildung 8: Darstellung des Innovations-Entscheidungs-Prozesses nach Rogers (Dietrich, 2019, S. 101).

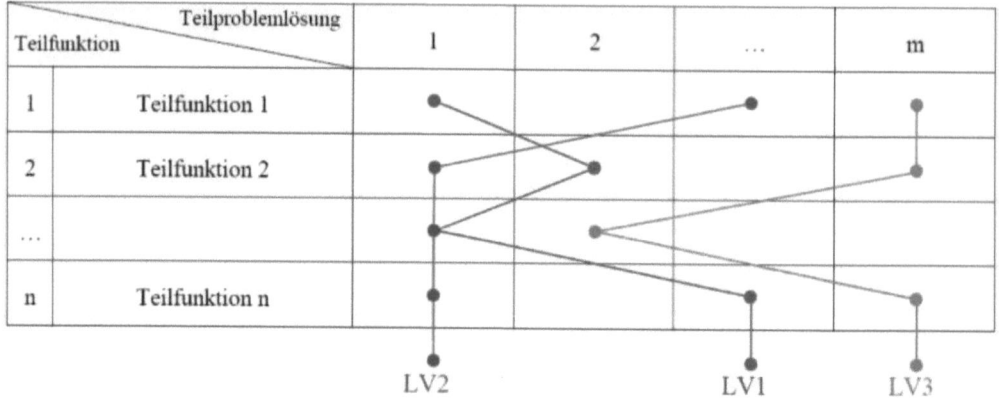

Abbildung 9: Lösungskombination eines morphologischen Kastens (Textwelt)

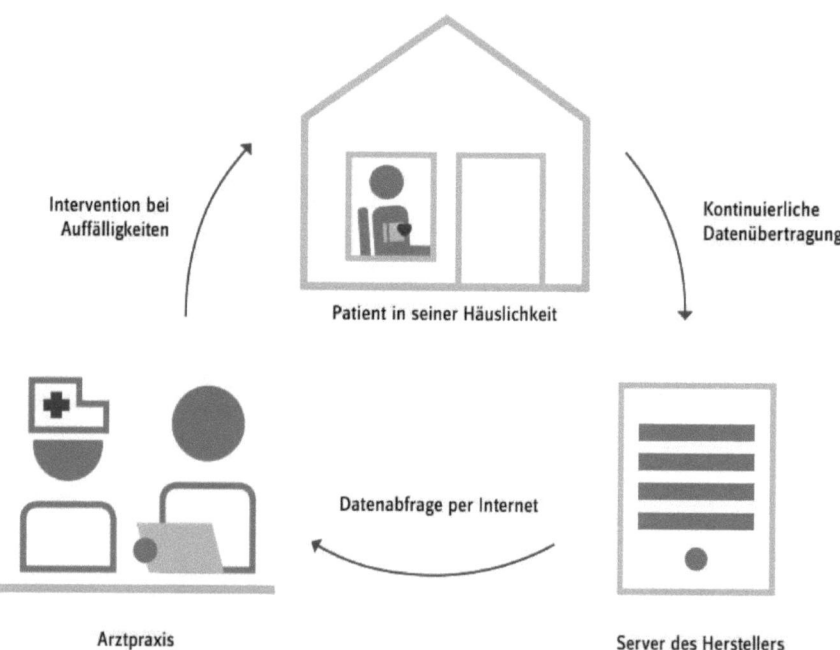

Abbildung 10: Beispielhafte Darstellung einer Anwendung im Bereich der Telemedizin (GKV-Spitzenverband, 2016).